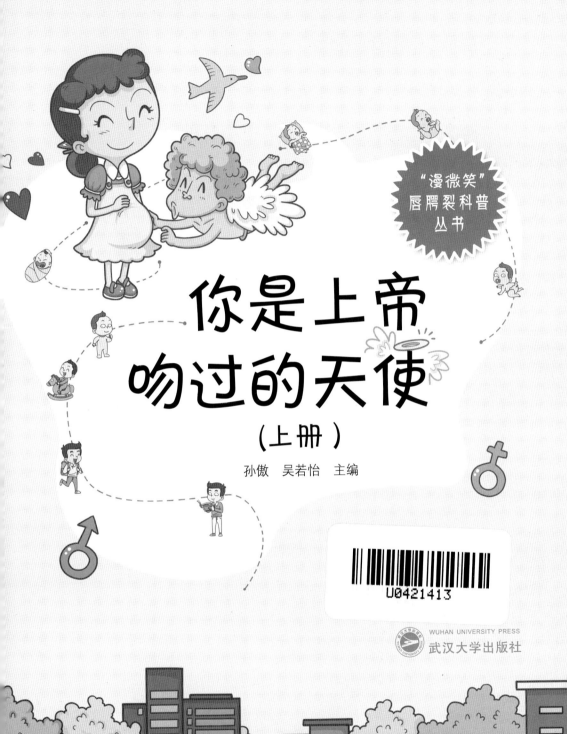

图书在版编目(CIP)数据

你是上帝吻过的天使.上册/孙傲,吴若怡主编.—武汉:武汉大学出版社,2018.4
"漫微笑"唇腭裂科普丛书
ISBN 978-7-307-19880-7

Ⅰ.你… Ⅱ.①孙… ②吴… Ⅲ.唇裂—普及读物 Ⅳ.R782.2-49

中国版本图书馆CIP数据核字(2017)第294313号

责任编辑:詹 蜜　　责任校对:李孟潇　　版式设计:汪冰滢

出版发行:武汉大学出版社　(430072　武昌　珞珈山)
（电子邮件:cbs22@whu.edu.cn　网址:www.wdp.com.cn）
印刷:武汉中远印务有限公司
开本:720×1000　1/16　印张:4.5　字数:54千字　插页:1
版次:2018年4月第1版　　2018年4月第1次印刷
ISBN 978-7-307-19880-7　　定价:28.00元

版权所有,不得翻印;凡购我社的图书,如有质量问题,请与当地图书销售部门联系调换。

《你是上帝吻过的天使》编委会

顾　问：傅豫川

主　编：孙傲　吴若怡

副主编：晏凡雨

编　辑：杨凤姣　陈　硕　朱嘉康

　　　　鲁婷玮　陈　沁　邓　舒

　　　　钟　辉

作者简介

　　武汉大学 Smile 服务队，由一群热爱唇腭裂公益的医学生及语音心理工作者组成。团队服务内容包括唇腭裂科普、患者语音心理治疗，希望有一天"中国不再有未接受治疗的唇腭裂儿童"。

　　"漫微笑"唇腭裂科普漫画项目是团队作品之一，曾获第三届中国青年志愿服务项目大赛金奖、第十一届中国青年志愿者优秀项目奖等。

　　本书以轻松诙谐的文字讲述了一个个唇腭裂家庭关心的、需要了解的小知识。希望本书能在患儿成长的日子里贴心陪伴。

前 言

　　"知道她是唇裂的时候，我觉得是从天上掉到地下，心里拔凉拔凉的。"这是大多数唇腭裂患儿家庭刚刚得知宝宝患有唇腭裂的普遍反应。在我国，每550个人当中就有一名唇腭裂患者，在中西部比例更高、基数更大。武汉大学口腔医学院常年开展各类志愿活动。完整的唇腭裂序列治疗涵盖从出生到成年的手术、心理、语音治疗等多个阶段，这是一个漫长的过程。在活动过程中，志愿者们注意到唇腭裂这样一个群体，手术治疗仅能解决其面部的缺陷，而在后期心理及语音方面的介入却不甚完善。

　　基于这种现实考虑，2013年，武汉大学口腔医学院本科生组建了武汉大学Smile服务队，希望通过口腔医学院学生的力量去改善唇腭裂患儿的现状。我很荣幸能担任武汉大学Smile服务队的指导老师，和这群满腔热情的医学生们一起为改善唇腭裂事业而奋斗。

　　武汉大学Smile服务队在针对唇腭裂家庭的服务及调研中发现，许多唇腭裂患儿家长对该病缺乏常识，又受限于地域和医疗等条件，错过有效的治疗时机，从而影响孩子们的健康成长。那么，如何能以通俗易懂的方式让更多的唇腭裂家庭了解唇腭裂及唇腭裂治疗的知识呢？武汉大学Smile服务队的负责人孙傲同学以及项目部长吴若怡同学向我建议，为唇腭裂家庭编写一本通俗易懂的科普漫画。经过调研，大多数唇腭裂家庭表示十分需要这种形式的书籍。

就这样，"漫微笑"项目应运而生。从小小的漫画组，到以"编辑—画师—专家顾问"形式运作的漫画项目部；从收集数据的前期调研，到后期整理分析的精确报告；从粗糙的黑白线稿，到内容严谨、设计精美的国内首本唇腭裂科普漫画。其中凝聚的，是所有的志愿者和专家老师不忘初心只为奉献的一腔热血。

与武汉大学Smile服务队携手走过三年多的岁月，从武汉大学首届公益大赛一等奖，到湖北省公益项目大赛金奖，再到第三届中国青年志愿服务项目大赛金奖，"漫微笑"经历过四次大改，两次全国性调研及试投放。我见证着这个项目的从无到有，看着它从一个富有生命力的萌芽逐渐长成一棵绿意盈盈的小树，未来我也会陪着它成为参天大树，惠及更多的唇腭裂家庭。

感谢一路以来对该项目提供专业指导的各位老师，他们是武汉大学口腔医学院傅豫川、台保军、黄翠、万启龙、陈曦、袁文均、陈慧兰；西安交通大学附属口腔医院马思维。

授之以鱼不如授之以渔。希望这本凝聚着武汉大学口腔医学院师生心血的科普漫画，能成为一把钥匙，开启唇腭裂服务一体式链条的新形式，让家长们了解到更专业的唇腭裂知识，接触并参与相关治疗活动，实现中国不再有未接受治疗的唇腭裂儿童的目标。

武汉大学Smile服务队指导老师
凌　晨

目 录

1 什么是唇腭裂? ……………………………………01
2 唇腭裂畸形对孩子未来有什么影响? ……………06
3 怀孕中能检查出唇腭裂吗? ………………………11
4 唇腭裂的发生和预防 ………………………………14
5 唇腭裂会遗传吗? …………………………………22
6 唇腭裂宝宝如何喂养与照顾? ……………………26
7 唇腭裂序列治疗包括哪些内容? …………………32
8 唇腭裂宝宝一生要做几次手术? …………………36
9 为什么有些腭裂孩子会出现听力问题? …………43
10 为什么有些宝宝出生后需要早期正畸介入? ……46
11 唇腭裂孩子符合什么条件才能接受手术? ………50
12 唇腭裂术后应如何照顾宝宝? ……………………53
13 腭裂术后如何引导孩子的语言发育? ……………57
14 如何建立唇腭裂宝宝的口腔卫生习惯? …………62

1 什么是唇腭裂？

📖 传说，所有的唇腭裂宝宝都曾经被天使亲吻，是上帝选择降临在这世界上的神。

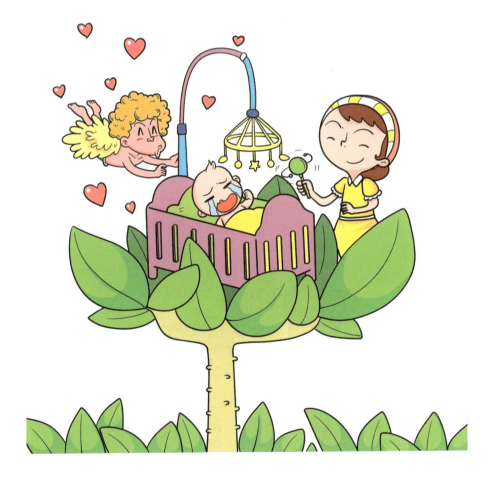

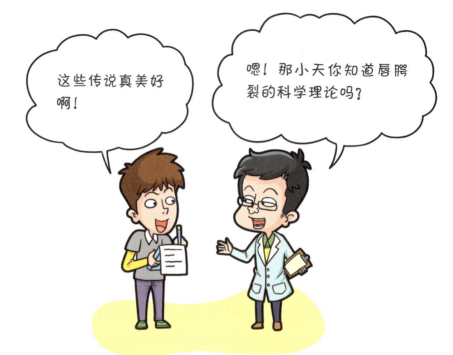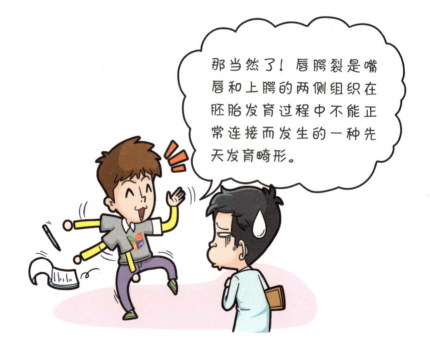

| 什么是唇腭裂？

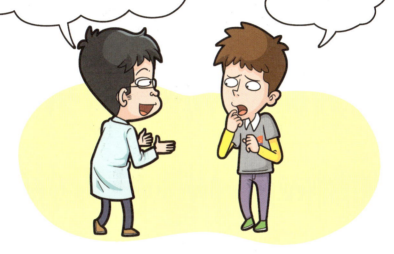

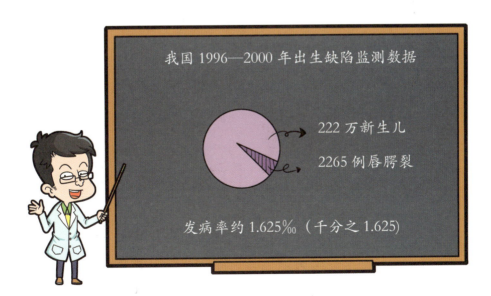

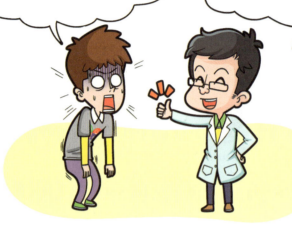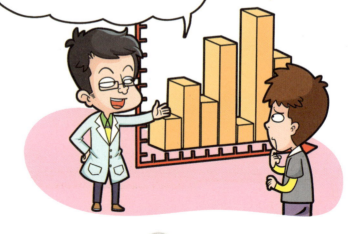

| 什么是唇腭裂？

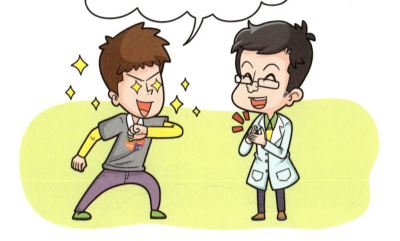

哦！不过我相信医生和家长们都会努力地去帮助和爱护他们，作为志愿者的我们也会尽力的！

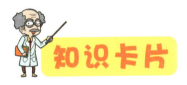

唇腭裂 — 70% 非综合征型：单发的唇裂、腭裂或唇腭裂。
唇腭裂 — 30% 综合征型：伴全身其他器官组织畸形的唇腭裂。

本章编剧：杨凤姣

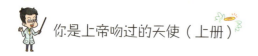

2 唇腭裂畸形对孩子未来有什么影响？

前情提要： 笑笑这两天一直在网上看各种关于唇腭裂的资料，有时还呆呆地看着年幼的康康发呆，这让泽泽很是担心。

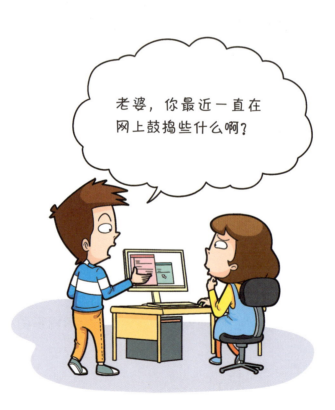

2 唇腭裂畸形对孩子未来有什么影响?

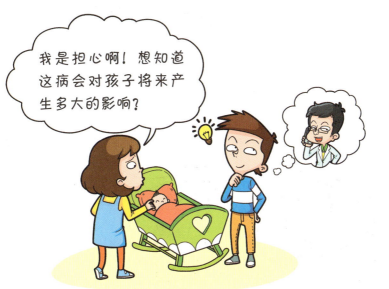

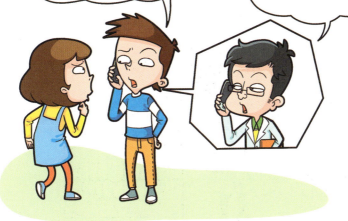

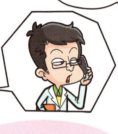
宝宝因为唇腭裂很容易患上上呼吸道感染,譬如我们常见的感冒,并因此甚至会造成宝宝的听力出现障碍。不过,这种情况在做完手术之后,会有改善。

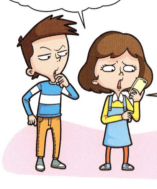
王医生快给我好好说说吧!

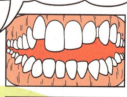
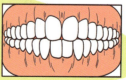
对,这就是常说的"腭裂语音"。此外,孩子可能会有错颌畸形,也在一定程度上影响了面部美观。不过只要后期手术及矫正做得好,这些问题都不大。

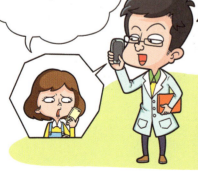
发音障碍也是有的吧?

2 唇腭裂畸形对孩子未来有什么影响？

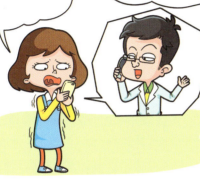

我其实最担心的是孩子的心理问题。

嗯，这个疾病对孩子的心理影响很大，这就需要你们父母和周围的亲人朋友与我们一起做好心理治疗，这样孩子才能健康成长。

老婆不要害怕，康康一定会好起来的！

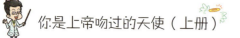

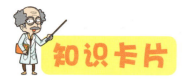

　　唇腭裂患儿不仅存在面部的畸形，也可能有说话、吮吸、吞咽、呼吸、听力等重要生理机能的障碍。单纯患有唇裂的孩子面部畸形更重，但对机体机能的影响相对轻；而单纯患有腭裂的孩子则其机能障碍更重一些；同时患有唇腭裂的孩子则两个方面均有影响。此外，现代医学更关注的是畸形带来的心理健康问题。疾病可能会导致孩子出现自闭倾向，早期的心理干预对唇腭裂孩子的心理健康尤为重要。

本章编剧：杨凤姣

3 怀孕中能检查出唇腭裂吗？

📖 **前情提要：** 时间回到半年前，那时笑笑怀孕已经 5 个月，泽泽陪她去做产前检查。

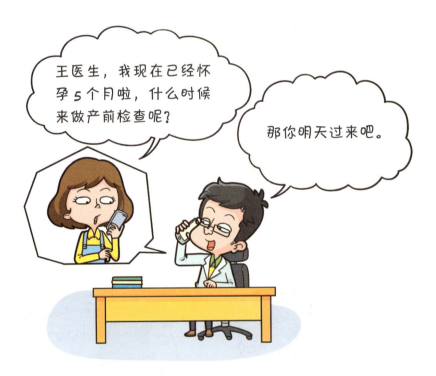

📖 产前诊断包括形态学检查、实验室检查（染色体检查）、综合征分析及风险预测判断。最常用的是超声检查，推荐的产前超声检查时间一般为怀孕 18~24 周。

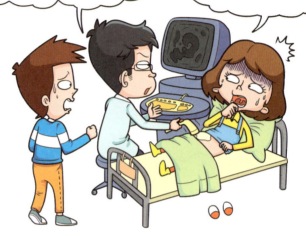
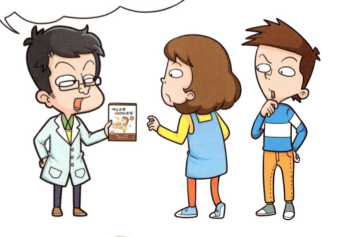

3 怀孕中能检查出唇腭裂吗？

超声检查对于唇裂的探查效果较好，但对轻微唇裂以及腭裂则难以明确，可配合磁共振等其他影像学检查来进一步确认，在疑有唇腭裂的情况下，宜进行染色体检查排除染色体异常。当然，具体应听从医生建议。

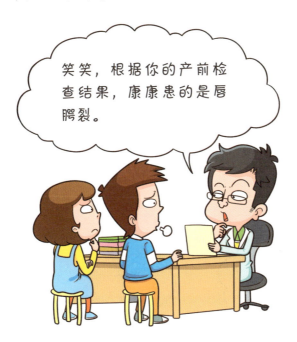

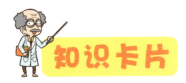

唇腭裂的早期诊断对序列治疗的及时介入极为重要。产前超声是目前早期诊断唇腭裂最主要的筛选及诊断方法，其可对唇腭裂畸形进行分类并系统检查是否合并其他器官畸形。胎儿磁共振对超声诊断起到补充诊断的作用，对腭裂畸形的诊断具有优势。产前优生遗传检查可确定唇腭裂胎儿是否合并有染色体疾病。

本章编剧：杨凤姣

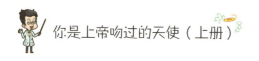

4 唇腭裂的发生和预防

前情提要： 笑笑怀孕了，泽泽可开心了。但天有不测风云，医生说宝宝患有先天性唇腭裂。泽泽呆了，为什么宝宝会患唇腭裂？

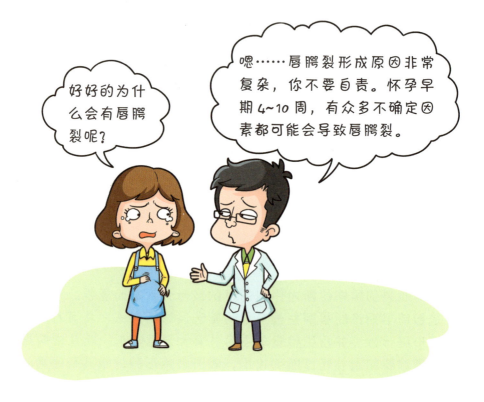

4 唇腭裂的发生和预防

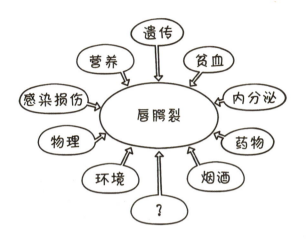

怀孕期间孕吐严重，或者妈妈挑食，都会造成孕期营养不良，这可能是导致唇腭裂的原因之一。

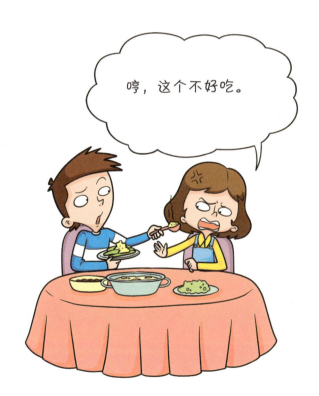

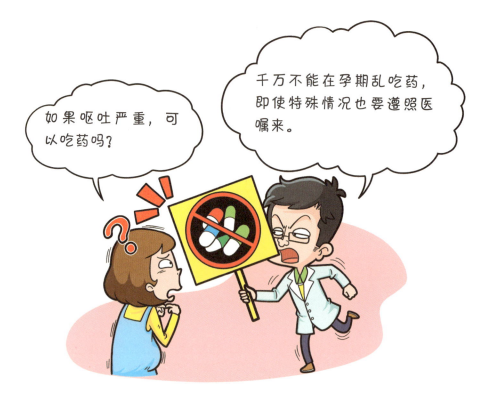

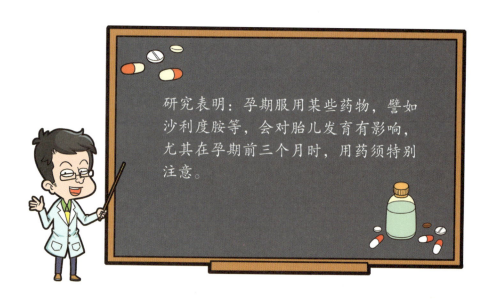

4 唇腭裂的发生和预防

有时病毒感染或损伤也可能导致唇腭裂,尤其是风疹病毒引起的感冒。

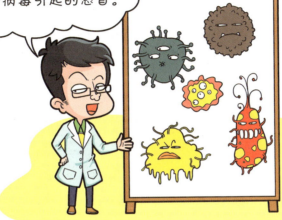

嗯……这是有历史依据的。1940年澳大利亚盛行一种风疹病毒,当时感染此病毒的孕妇生下唇腭裂孩子的比例明显增高。

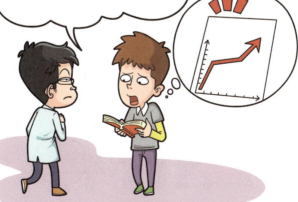

高龄孕妇生唇腭裂孩子的比例会高于推荐年龄生育妇女。一般而言，20~30岁怀孕为宜，每年5~7月份受孕最佳。

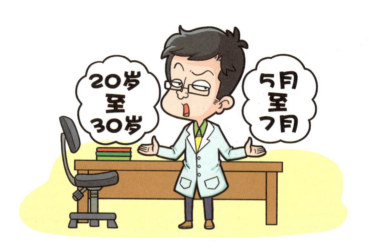

5~7月份果蔬最为丰富，有利于预防各种疾病发生，故在此时受孕最佳。

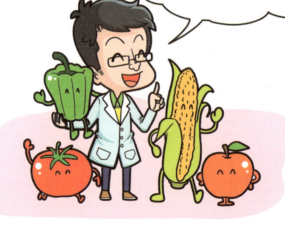

4 唇腭裂的发生和预防

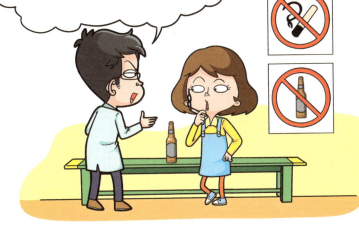

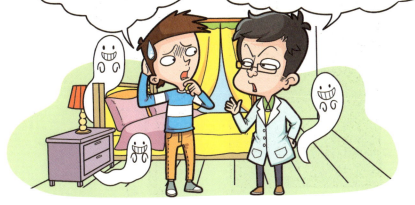

孕期进行不必要的X光、CT等医学检查，其散发的电离辐射确实会对胎儿造成不良影响，若确需接受这类检查，应告知医生自己已怀孕并做好腹部防护。

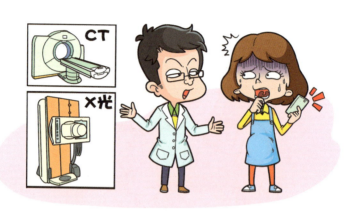

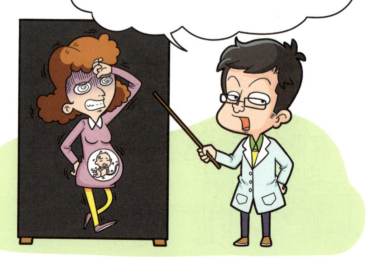

母亲患有不同原因的贫血会使血液中氧气携带量不足以供给母子双方的正常代谢，这也可能导致唇腭裂。

4 唇腭裂的发生和预防

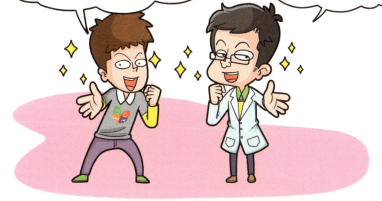

爸爸妈妈们要知道，唇腭裂的致病因素是多样且复杂的，它不是任何人的过失。你们不要因为生了唇腭裂孩子而有负罪感。

上帝相信你们是一对特别有爱心的父母，于是赐予你们一个特别的孩子。

知识卡片

引起唇腭裂的因素有多种，例如：遗传因素、营养因素、胎儿缺氧、感染和损伤、内分泌的影响、药物因素、物理因素、环境污染、烟酒因素等。除此之外，夫妻在受孕时身体状态不佳、精神压力过大，孕妇情绪不好，不良生活习惯，高龄怀孕等都可能导致胎儿发生唇腭裂等畸形。这些因素在怀孕4~10周对宝宝影响较大，务必注意！

本章编剧：杨凤姣

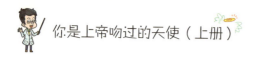

5 唇腭裂会遗传吗？

前情提要： 康康出生有好些日子了，但是笑笑一直闷闷不乐的，她到底是在担心什么呢？

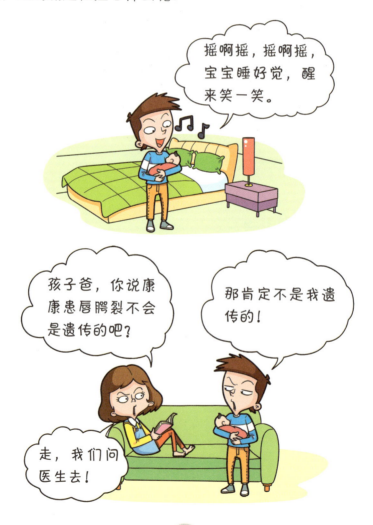

5 唇腭裂会遗传吗？

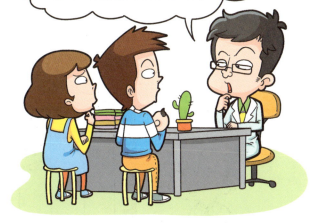

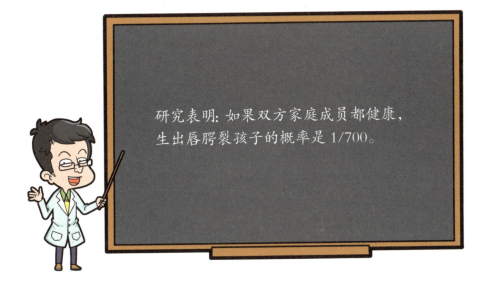

唇腭裂属于多基因遗传病。

有文献报告，27%的唇腭裂来自遗传，但未必代代相传。

当然，这种概率也会受到患者性别的影响，比如唇裂及腭裂的男性患者多于女性，男性患者的子女如发病则通常只有唇裂，女性患者的子女如发病则通常为唇腭裂。

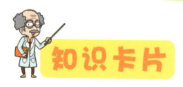

环境因素和遗传因素是导致先天性畸形最关键的两个因素。唇腭裂是一种常染色体隐性遗传的多基因遗传病，这提示这种疾病并不是每代都会表现出畸形的。对于非综合征型的唇腭裂（概念见第5页），家庭成员中越多人患有唇腭裂，他们的血缘关系越近（譬如近亲结婚或近家系婚配），家庭中出生唇腭裂患儿的风险也就越高。

5 唇腭裂会遗传吗?

这里有一份关于遗传问题的资料：①若双亲都正常，生育第一位唇腭裂子女的可能性为1/550；②若双亲都正常且一位子女有唇腭裂，生育第二位唇腭裂子女的可能性为1/20；③若双亲都正常且第一及第二位子女有唇腭裂，生育第三位唇腭裂子女的可能性为1/25；④若双亲中有一位唇腭裂患者，生育唇腭裂子女的可能性为1/25；⑤若双亲中有一位唇腭裂患者且一位子女有唇腭裂，生育第二位唇腭裂子女的可能性为1/25；⑥若双亲都是唇腭裂患者，生育第一位唇腭裂子女的可能性为1/25。这一数据仅仅只能做为参考。

本章编剧：杨凤姣

6　唇腭裂宝宝如何喂养与照顾？

前情提要：笑笑家的康康是个很乖的孩子，却患有先天性唇腭裂。因为这个原因，笑笑妈妈很是苦恼，宝宝的喂养与照顾要怎样做呢？

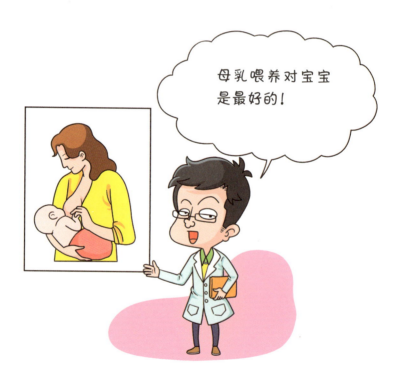

6 唇腭裂宝宝如何喂养与照顾？

无母乳或母乳较少时，使用唇腭裂患儿专用奶瓶喂养。

选择适宜的软奶瓶，利于调整牛奶的流量和流速。

或在奶嘴尖做一个小十字切口。

普通汤匙喂养增加了进食时间，且食物温度下降快，而唇腭裂宝宝进食功能较弱，这增加了孩子患胃肠不适的可能，因此建议使用专门器具进行喂养。

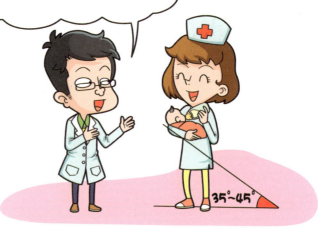

我们给宝宝喂奶时要把宝宝斜抱,与地面成 35°~45° 角,做到上身直立,头胸部稍后仰的姿势。

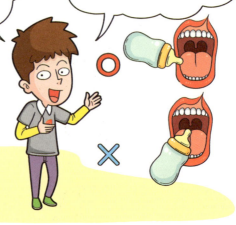

喂奶的奶嘴要放在宝宝没有裂开的一侧脸颊内部,不要放在孩子咽喉处。

然后轻柔按压瓶身,配合着孩子吮吸奶嘴的动作,使牛奶容易达到舌部。

6 唇腭裂宝宝如何喂养与照顾?

科学而有效的喂法才能保证牛奶不从孩子咽鼓管逆行流入耳中而引起中耳炎等疾病的发生。

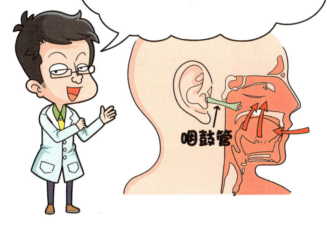

咽鼓管

当宝宝把空气吸进胃里,引起溢奶、腹胀等问题时,这时你们只要将宝宝竖着抱起,轻拍背部,让其打嗝就OK了。

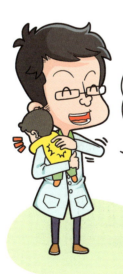

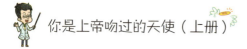

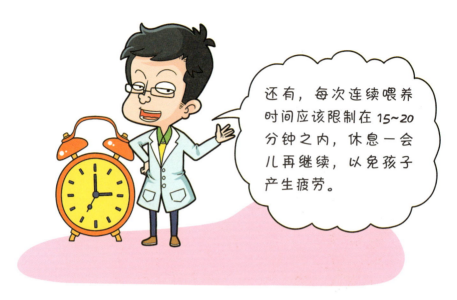

还有,每次连续喂养时间应该限制在15~20分钟之内,休息一会儿再继续,以免孩子产生疲劳。

📖 喂完奶后可以给孩子喂少量温开水,来清洁口腔,也可以用棉签蘸清水清洁口腔及裂口处。

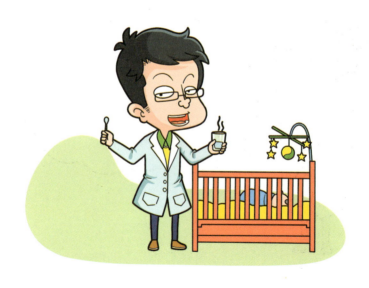

6 唇腭裂宝宝如何喂养与照顾？

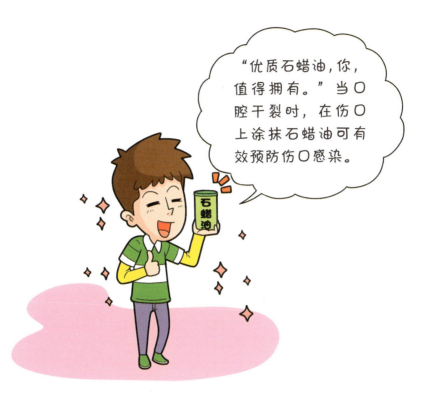

知识卡片

唇腭裂宝宝的喂养方式包括：母乳自然喂养、奶瓶喂养及自然/奶瓶混合喂养。喂养的关键在于减少吸入性肺炎的发生几率，增加饮食的摄入量，增加宝宝体重增长的速度。喂养的途径通常建议直接母乳或是奶嘴喂养，不推荐使用汤匙，因为患儿的吮吸记忆有利于满足孩子心理上对安全的需求，这有利于孩子的心理发育。

本章编剧：朱嘉康

7 唇腭裂序列治疗包括哪些内容？

前情提要：笑笑来王医生这里咨询唇腭裂的治疗，王医生做了解答……

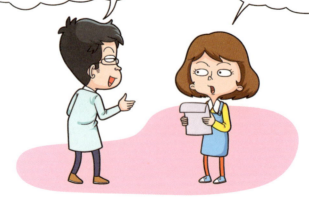

笑笑，你知道吗？唇腭裂的序列治疗有很多参与者呢，它包括外科医生、口腔正畸科医生、语音治疗师三个专业的医师，还有心理方面的社会工作者等其他专业人员。

哦！原来给康康治个病需要牵动这么多人的心！

7 唇腭裂序列治疗包括哪些内容？

 初生婴儿

三个月：单侧唇裂修复术
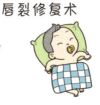

六个月：双侧唇裂修复术

八个月：腭裂修复术
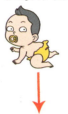

唇腭裂序列治疗是一种目前被认为最科学的治疗模式，核心有两点：

（1）强调治疗时间的序列性。

（2）多学科专家的参与性。

两岁：二期腭裂整复术
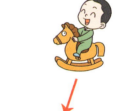

十一岁：正畸
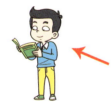

九岁：牙槽突裂植骨术
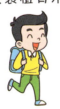

学说话期间：语音治疗

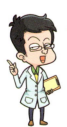

唇腭裂序列治疗不止是单纯的手术修复，而是包括恢复正常解剖生理功能、容貌以及心理健康的，包括矫形—外科—正畸—语音—牙科—心理的立体多学科合作的治疗模式。

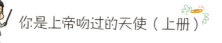

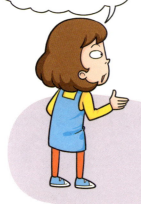

那唇腭裂序列治疗包含哪些内容？

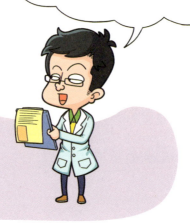

它包含外科治疗、矫形与正畸、语音治疗、耳部疾患及听力减退的治疗、心理治疗等内容。序列治疗有几个重要特点：①多学科合作；②治疗有序性；③治疗持续周期长。

知识卡片

唇腭裂序列治疗有以下重要特点：①多学科合作；②治疗有序性；③治疗持续周期长。本书的每一项治疗计划详细阐述了其具体内容，家长也可作为参考书对唇腭裂序列治疗进行深入的了解。

1. 多学科合作

唇腭裂是一种常见的先天性颌面部发育畸形，将给患儿造成面貌畸形、功能障碍的问题，包括解剖形态畸形，牙齿发育畸形，语音、听力、呼吸、吞咽等方面的功能障碍，除上述生理功能障碍，唇腭裂带给患儿的还有心理和社会交际问题。因此，唇腭裂

7 唇腭裂序列治疗包括哪些内容？

治疗的现代概念，已不再是单纯的手术修复，而是形成了恢复正常解剖生理功能、容貌以及心理健康的，包括矫形—外科—正畸—语音—牙科—心理的立体的治疗模式。唇腭裂序列治疗正是为了达到理想的治疗效果和根据这一模式提出的概念。

2. 治疗的有序性

完整的唇腭裂序列治疗是一个规范化的体系，治疗的内容根据孩子的畸形特点在生长发育的各阶段中有顺序地安排，即每一项治疗均有最佳的时机，各学科的治疗均有先后次序，按照多学科讨论制定的治疗时间表来完成。这一治疗过程虽然复杂，但是有条不紊，每一治疗程序是否合理、按时、完善，直接关系到最终的治疗效果。

3. 治疗持续周期长

治疗的时间从患者出生开始，一直延续到成年阶段。有些内容会伴随和影响患者的一生，包括患者的生长发育、心理健康、婚姻恋爱、职业选择等。

本章编剧：朱嘉康

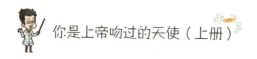

8 唇腭裂宝宝一生要做几次手术？

前情提要：产前检查后，笑笑开始着手了解唇腭裂专业知识，但她心里一直有个疑问……

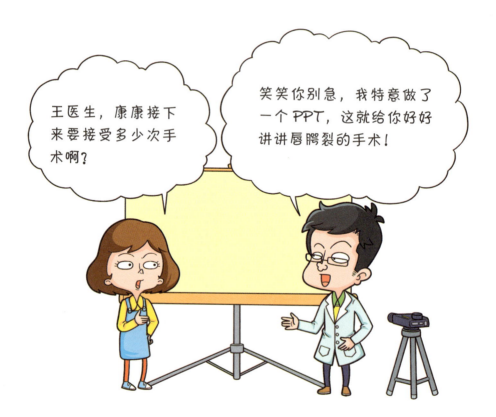

9 唇腭裂宝宝一生要做几次手术？

唇腭裂序列治疗时间顺序表

治疗内容	0~6个月	3~6个月	6~12个月	3~4岁	4~6岁	6~7岁	9~11岁	15~16岁	16~18岁
喂养与照顾	■	■	■						
术前矫形	■								
唇裂修复术		■							
腭裂修复术			■						
听力障碍及治疗		■	■						
语音障碍及治疗				■	■				
咽成形术					■				
早期唇鼻畸形二期整复术						■			
正畸治疗				■	■	■	■	■	
牙槽突裂植骨术							■		
晚期唇鼻畸形二期整复术								■	
正颌外科									■
正畸治疗		■					■	■	■
心理治疗	■	■	■	■	■	■	■	■	■

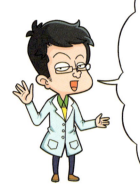

唇腭裂的手术治疗涉及畸形的诸多方面，各项手术内容应在合适的年龄阶段进行，这也是序列治疗中的重要组成部分。

我下面将按时间顺序列举可能将要接受的手术。需要说明的是，并不是每个孩子都需要接受全部的手术，而是根据畸形的类型和治疗的需要来进行选择。

第一个我们讲的是唇裂修复术，这是所有唇裂宝宝都需要接受的手术，仅有腭裂的宝宝不需要。

唇裂修复术

对象：所有唇裂
手术时间：
1. 单侧唇裂——出生后3个月
2. 双侧唇裂——出生后6个月
3. 唇隐裂——目前主张延迟手术
手术目的：关闭鼻底及上唇部裂隙，重建正常的解剖结构，恢复鼻唇部自然美观的外形，为正常的吮吸、呼吸、语言功能创建良好的基础。

9 唇腭裂宝宝一生要做几次手术？

> 这是所有腭裂宝宝都需要接受的手术，仅有唇裂没有腭裂的宝宝就不需要做。

腭裂修复术

对象：所有腭裂

手术时间：推荐的时间为 8~12 个月，可保证良好语音发育，减小手术对颌骨发育的影响。

手术目的：整复腭部的解剖形态；改善腭部的生理功能，重建良好的腭咽闭合功能，为正常吸吮、吞咽、语音、听力等生理功能恢复必要的条件。

> 部分的腭裂术后宝宝会因为腭咽闭合不全，发某些音时会产生过重鼻音，这时候要考虑是否进行腭咽闭合不全的手术。

腭咽闭合不全的手术

手术对象：部分腭裂后，腭咽闭合不全者

手术时间：腭裂术后择期。

手术目的：在通过训练无法改善腭咽闭合功能和发音的情况下，进一步纠正腭咽闭合不全。

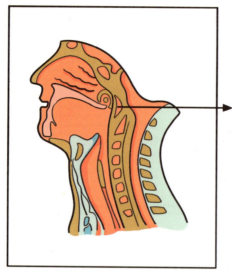

此处软腭抬起与咽后壁及咽侧壁接触。

腭咽闭合的解剖示意图

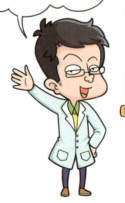

在唇腭裂伴有牙槽突裂的情况下,宝宝需要接受牙槽突裂植骨术,来恢复宝宝本身缺失的骨组织,当然,在这个手术前的正畸也是非常关键的。

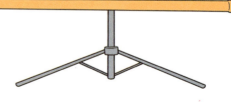

牙槽突裂植骨术

手术对象: 伴有牙槽突裂者

手术时间: 目前认为植骨手术应在尖牙萌出以前进行,尖牙根尖形成1/2~2/3时为手术的最好时机。

手术目的: 通过牙槽突裂植骨,可以封闭口鼻瘘,重建牙槽骨的完整性,为鼻翼基底提供支持,增加鼻底丰满度,为裂隙处牙的萌出及正畸移动牙提供骨质与牙周支持,改善发音。

9 唇腭裂宝宝一生要做几次手术？

牙槽突裂植骨术

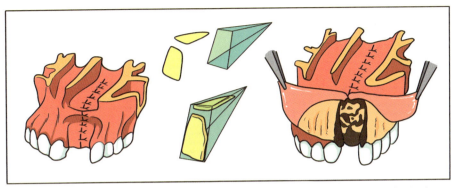

本术式仅供理解，具体情况以医生方案为准。

上颌骨发育不良是大多数唇腭裂孩子会面临的问题，如在早期未进行有效的干预，恒牙萌出后会表现出明显的上颌骨后缩，这些患者在成年后，可以接受正颌手术治疗来进一步完善手术效果。

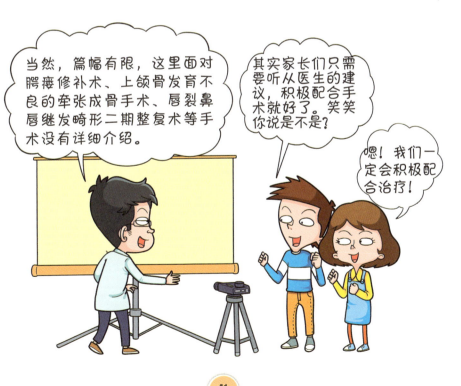

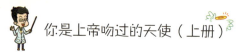

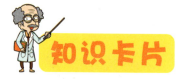

　　唇腭裂的手术治疗涉及畸形的诸多方面,而各项手术内容应在合适的年龄阶段进行,是序列治疗中的重要组成部分。需要说明的是,并不是每个孩子都需要接受全部的手术,而是根据畸形的类型和治疗的需要来进行选择。本章介绍的手术仅供家长们初步了解唇腭裂的概念,具体还需听从主治医生的建议。

本章编剧:朱嘉康

9 为什么有些腭裂孩子会出现听力问题?

前情提要: 康康的隔壁床新入住了一个可爱的小男孩,叫健健。健健的妈妈热情又率直;健健的爸爸是个话不多但很忙的程序员。这不,今天健健爸爸又去加班了……

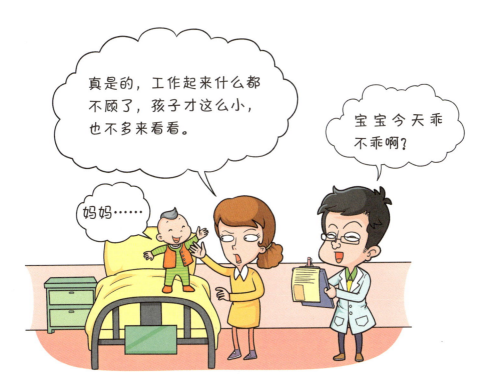

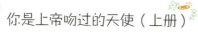

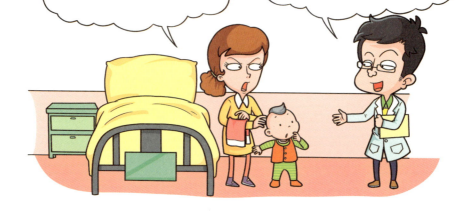

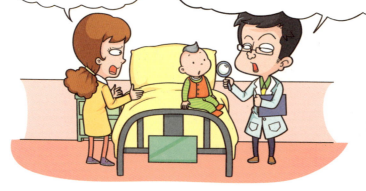

为什么有些腭裂孩子会出现听力问题？

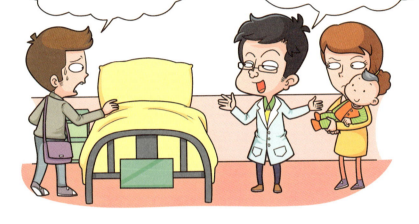

王医生，健健听力有什么问题吗？

健健目前没有什么问题。就是你啊，要多花时间陪陪老婆孩子啦！

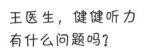

腭裂患儿发生中耳疾病的原因是咽鼓管结构的异常。咽鼓管连接中耳与鼻咽腔，它的正常开闭对于保持中耳通气功能、维持清除功能具有重要意义。腭裂造成腭帆张肌的断裂和附着异常使咽鼓管咽口不能正常开闭，鼓室内的积液不能从阻塞的咽鼓管排出，最终导致中耳功能异常。听力功能是腭裂患者正常发音的基础，因此家长应格外关注，及时诊治。

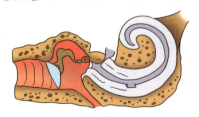

本章编剧：朱嘉康

10 为什么有些宝宝出生后需要早期正畸介入？

前情提要： 当初做了产前超声检查，笑笑已经知道自己的孩子是唇腭裂。怀孕时，笑笑了解到了婴幼儿期做术前正畸的重要性，便按照当初医生的建议，在孩子出生一周内可以出院时就立刻来到了正畸科就诊……

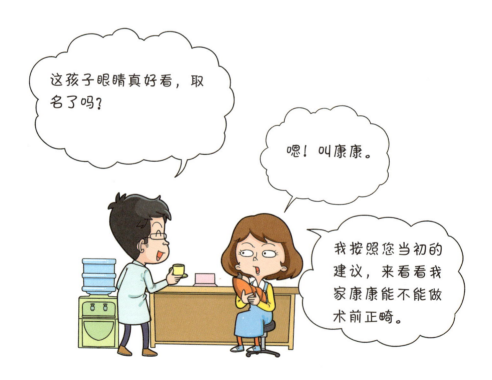

10 为什么有些宝宝出生后需要早期正畸介入？

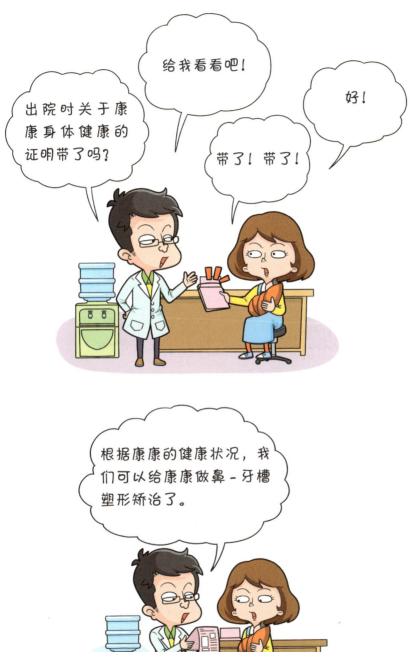

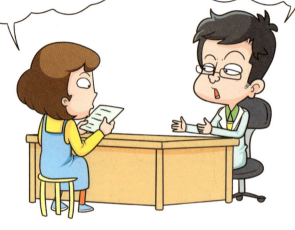

鼻-牙槽塑形矫治?

就是术前正畸的一部分,目的是为唇裂修复创造条件,提高手术的效果。

唇裂宝宝的鼻软骨形态不像正常孩子那样是拱形的,多为扁平状,表现为鼻翼塌陷。而在出生早期,鼻翼软骨是有可塑性的。利用这一生理特点,通过术前矫形可以使原来扁平的软骨变成具有正常曲度的拱形。术前鼻-牙槽塑形可以显著改善鼻部的美观性,且矫治进行越早,效果越显著。

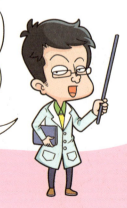

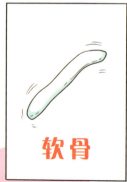

软骨

10 为什么有些宝宝出生后需要早期正畸介入？

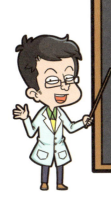

研究表明：对唇裂宝宝来说，鼻－牙槽塑形也能减小手术拉拢的张力，减少手术后的疤痕的形成。从长远看，鼻－牙槽塑形也有利于减少后面的牙槽突裂植骨率。对于腭裂宝宝来说，腭裂术前的正畸可以促进婴儿语音发育。

知识卡片

术前正畸分三个部分：第一是出生后在行一期唇裂修复手术之前佩戴使用腭护板和鼻撑，这个治疗就叫鼻-牙槽塑形矫治；第二是9~11岁牙槽突裂植骨手术的术前正畸；第三是成年后正颌手术的术前正畸。

术前正畸是唇腭裂序列治疗中的重要内容，直接影响了唇腭裂治疗的效果，需要引起家长足够重视。

本章编剧：陈硕

11 唇腭裂孩子符合什么条件才能接受手术？

前情提要： 时间过得很快，转眼间康康都快 8 个月了。这天，笑笑陪着康康入院，准备即将到来的下一场手术……

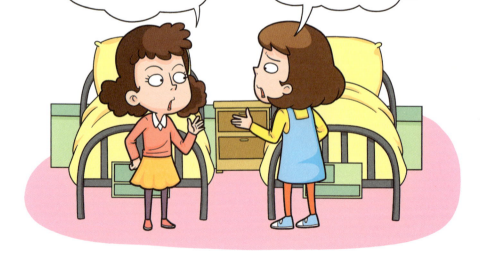

11 唇腭裂孩子符合什么条件才能接受手术?

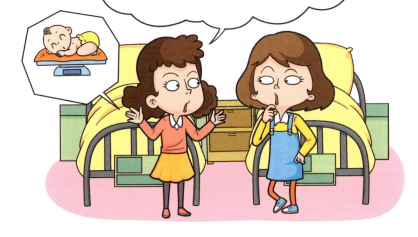

我家暖暖四个月大的时候也想做唇裂修复术,结果说什么体重偏轻,营养发育状况不达标,做不了。这不,现在六个月大了,终于各项检查都合格了。

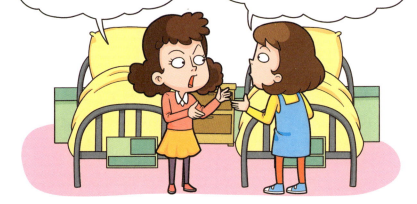

是啊!这也是为了降低风险啊!我家康康入院前还做了血常规检查、肝肾功能检查和胸片。

对对对,我家暖暖也做了!

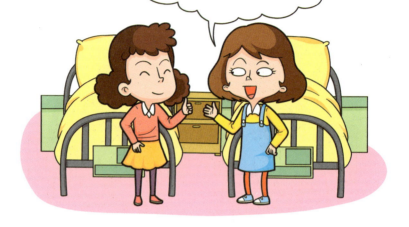

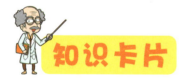

唇腭裂的手术条件：

1. 年龄：一般来说单侧唇裂修复术3~6个月；双侧唇裂修复术6~12个月；腭裂修复术8~12个月。

2. 体重：一般要求唇裂修复术在6kg以上；腭裂修复术在9kg以上。但具体到患儿需要根据手术年龄和性别来综合考虑。

3. 术前2周，患儿不能注射预防针。

4. 感冒、发烧的患儿应延迟手术。

5. 全面的术前检查（包括体格检查，专科检查和实验室检查等）。各项检查结果合格，最后由麻醉科医师评估全麻风险后，方可施行手术。

本章编剧：陈硕

12 唇腭裂术后应如何照顾宝宝？

前情提要： 康康做完唇腭裂手术后恢复良好，马上要出院了，可是笑笑心里还总觉得不大放心。她在想宝宝唇腭裂术后要如何照顾呢？

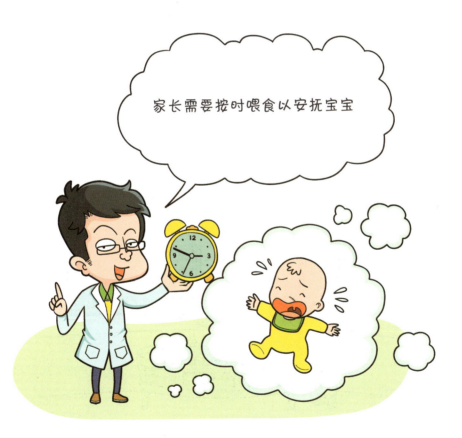

家长需要按时喂食以安抚宝宝

1. 推崇新鲜母乳自然喂养。
2. 可以将新鲜母乳、奶粉装入奶瓶喂养。
3. 乳汁或奶粉不可辗转保存或加热，以免滋生细菌。
4. 妈妈心情愉悦，乳汁才会甜甜的！

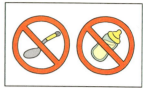

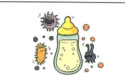

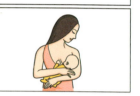

刚做完手术，宝宝抵抗力较低，家里一定要保持清洁通风。如果宝宝出现腹泻、咳嗽、发烧等不适，要及时到医院诊治。

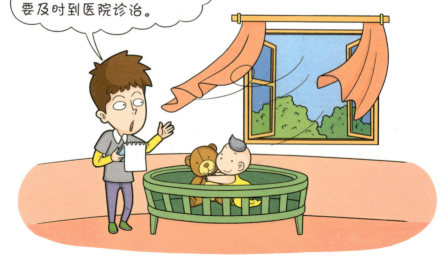

12 唇腭裂术后应如何照顾宝宝？

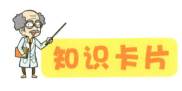

唇裂术后护理

1. 唇裂手术7天后拆线，出院后允许正常饮食，也不限制母乳喂养。

2. 术后应保持口腔及伤口清洁，进食后要用温白开水冲洗口腔。手术2周以后可以正常洗脸。

3. 避免碰撞和搔抓伤口，尽量减少患儿的哭闹，以防止表面伤口张力增大影响伤口的愈合。

4. 未拆线出院使用的可吸收缝线一般在一段时间内可以逐渐吸收脱落，如果1个月还没有完全脱落，复诊时，请医生拆除。

5. 个别孩子会对肌层的缝线有排斥反应，如局部出现创口红肿、溢脓、破溃等情况，请及时返院就诊。

6. 拆线后第二天可以开始使用瘢痕贴，控制瘢痕增生。

7. 坚持佩戴鼻模，最好能够坚持1年以上。

8. 术后一个月开始局部伤口的按摩。

9. 定期复诊，请医生根据孩子伤口的恢复情况给予进一步的指导。

腭裂术后护理

1. 术后2周内使用汤匙或腭裂专用奶嘴喂养，流质饮食，不限制母乳喂养。流质包括牛奶、豆浆、米汤、鱼汤、鸡汤等不含固体的食物。2周后可以使用普通奶嘴喂养，术后2~4周半流质饮食。半流质包括粥、鸡蛋羹、面条等。术后1个月后恢复正常饮食。

2. 每次进食后要给宝宝喝点清水，保持口腔清洁。

3. 根据畸形情况，有些患儿手术中会在口内两侧做松弛切口。当看到口内两侧有创面或"洞"时，不必惊慌，这是正常现象，会逐渐愈合。

4. 尽量减少宝宝大声哭闹。不允许宝宝将手指或玩具等放入口中，以防伤口复裂。如果发生穿孔和复裂，更应该注意口腔卫生，半年后复诊，根据情况选择相应的治疗措施。

5. 手术1个月后开始肌功能和腭咽闭合功能的训练。父母需要协助的主要是吹和吸的训练。

6. 在孩子没有完全恢复腭咽闭合功能之前不要教宝宝过早学说话，以免形成代偿性不良语音习惯。

7. 定期到医院复诊。

本章编剧：陈硕

13 腭裂术后如何引导孩子的语言发育？

📖 **前情提要**：日子一天一天过去，孩子们进入了语言发育最迅速的阶段——幼儿期。3岁前孩子语言发育的引导主要由家长参与和完成。那么处于腭裂术后幼儿期的小天使们时，家长应该如何引导呢？让我们来看看笑笑是如何做的吧！

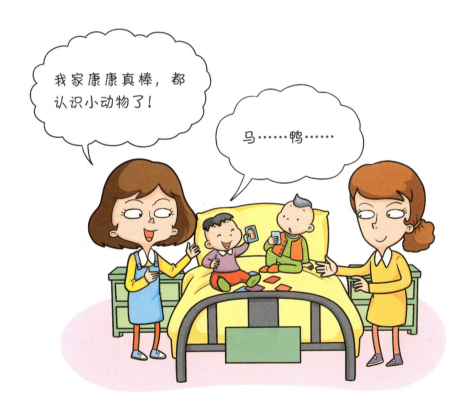

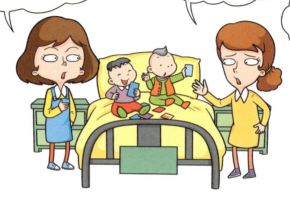
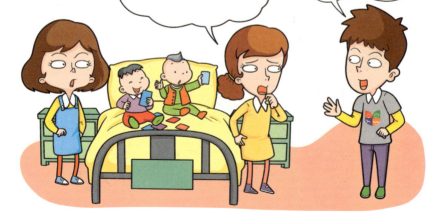

13 腭裂术后如何引导孩子的语言发育?

就是医院专业的语音治疗师会根据孩子是否出现发音障碍,决定要不要采取一些引导语言发育的治疗。

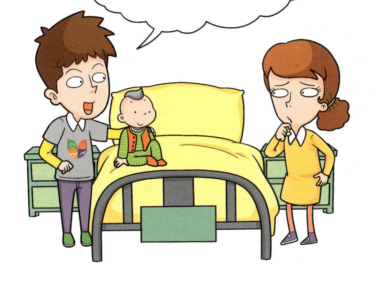

腭裂术后的小孩在3岁前的语音诱导非常重要,成功的早期干预对后续治疗帮助很大。而且这过程得由家长参与完成,治疗师是无法在孩子身边直接辅导的。

13 腭裂术后如何引导孩子的语言发育?

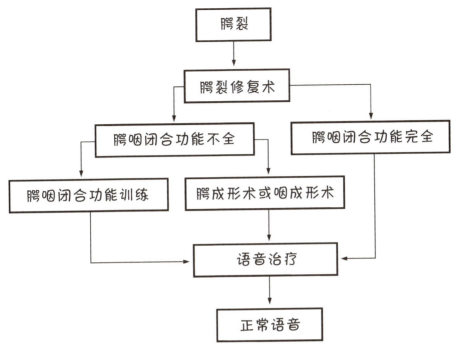

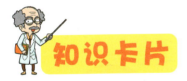

（在引导孩子语言发育时，家长应根据孩子注意力持续的时间和兴趣，在自然环境中给予早期的干预措施。在引导中要注意以下几点：①模仿；②放慢说话速度；③重复使用目标词；④使用简单清晰的表达方式面对面沟通；⑤跟随孩子的兴趣进行训练；⑥强调词中的首字母（首声母）；⑦将唇部的运动夸张表现让孩子进行互动；⑧等待孩子的反应并给予表扬；⑨倾听孩子的声音并作出反应以增强其行为。

本章编剧：陈硕

14 如何建立唇腭裂宝宝的口腔卫生习惯？

前情提要： 康康在爸爸妈妈的精心照料下健康成长着，与一般的孩子一样，到了爱吃糖果的年龄。

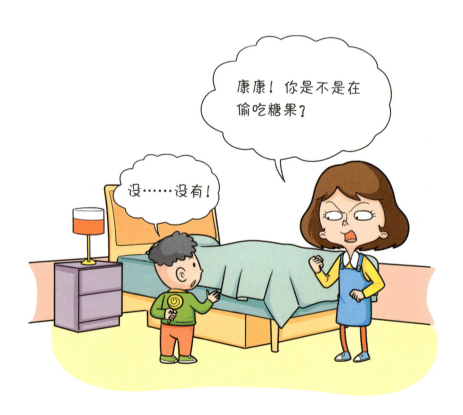

14 如何建立唇腭裂宝宝的口腔卫生习惯？

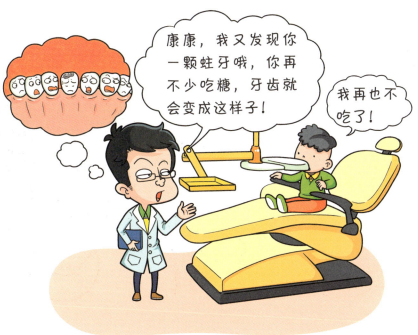

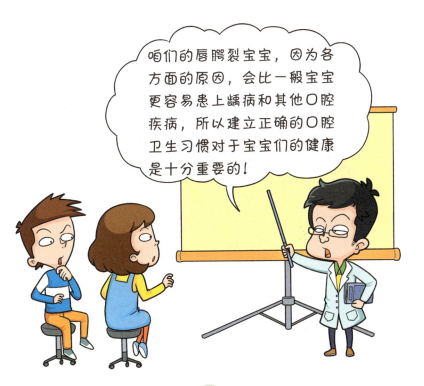

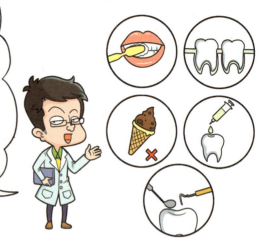

唇腭裂宝宝要保持口腔健康，需要做到以下的几点。
1. 养成良好的口腔清洁习惯。
2. 培养良好的饮食习惯。
3. 适量补充氟化物。
4. 定期检查与治疗乳牙龋。
5. 预防乳牙外伤。

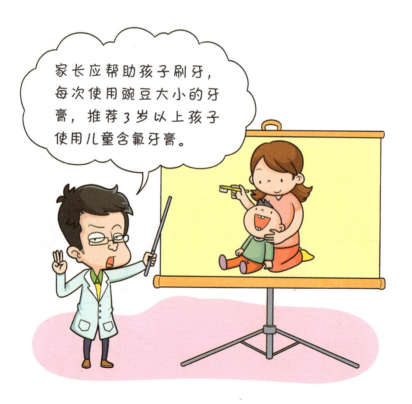

家长应帮助孩子刷牙，每次使用豌豆大小的牙膏，推荐3岁以上孩子使用儿童含氟牙膏。

14 如何建立唇腭裂宝宝的口腔卫生习惯？

小朋友们要用圆弧刷牙法　　上下排牙齿咬合在一起　　刷头从上排最后的牙龈区

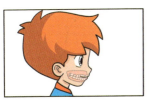 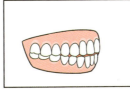 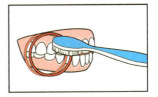

以圆弧动作轻柔地刷到下排牙龈

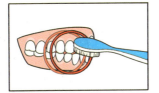 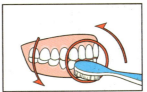

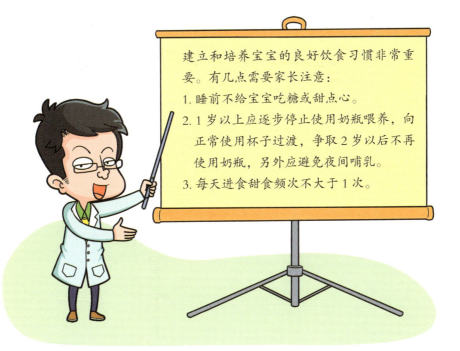

建立和培养宝宝的良好饮食习惯非常重要。有几点需要家长注意：
1. 睡前不给宝宝吃糖或甜点心。
2. 1岁以上应逐步停止使用奶瓶喂养，向正常使用杯子过渡，争取2岁以后不再使用奶瓶，另外应避免夜间哺乳。
3. 每天进食甜食频次不大于1次。

你是上帝吻过的天使（上册）

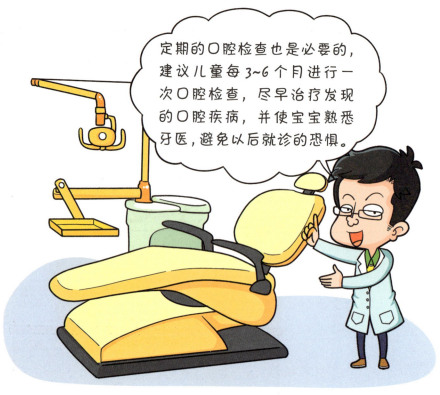

本章编剧：陈硕